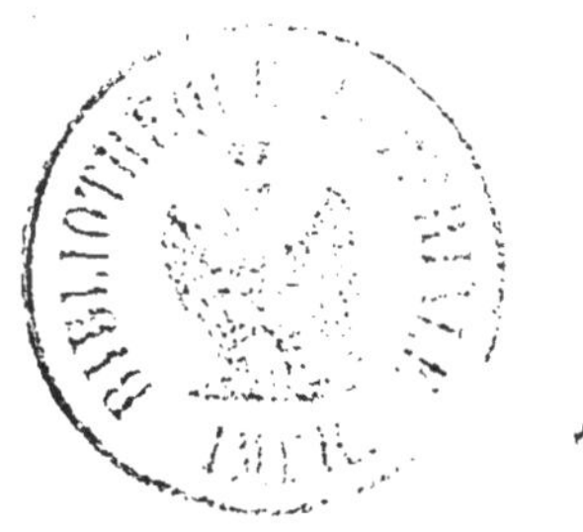

ADDITIONS

AU

TRAITÉ DE L'ANÉVRYSME.

IMPRIMERIE DE RIGNOUX.

ADDITIONS

AU

TRAITÉ DE L'ANÉVRYSME,

PAR ANTOINE SCARPA,

Professeur émérite et directeur de la Faculté de médecine de l'Université impériale et royale de Pavie, chevalier de l'Ordre royal de la Couronne-de-Fer, membre de l'Académie royale des Sciences de Paris, de Londres, de Berlin, etc. etc.;

TRADUIT DE L'ITALIEN

PAR C. P. OLLIVIER.

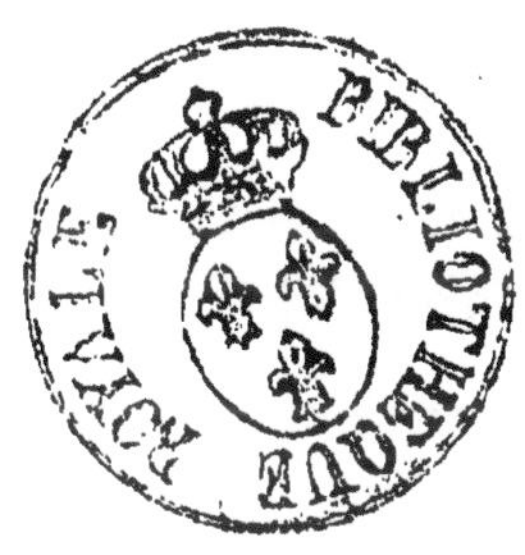

A PARIS,

CHEZ BÉCHET JEUNE, LIBRAIRE, PLACE DE L'ÉCOLE DE MÉDECINE, N° 4.

1822.

PRÉFACE.

Depuis l'année 1804, époque à laquelle je publiai mon ouvrage sur l'anévrysme, la chirurgie, comme on devoit s'y attendre, a par de nombreux et utiles progrès, perfectionné le mode opératoire relatif à la ligature des artères. En premier lieu je rappellerai que ce que je dis alors de l'heureux succès de la ligature de l'artère fémorale au-dessus de l'origine de la profonde pour la cure de l'anévrysme inguinal, a été confirmé par beaucoup d'autres exemples analogues à ceux que j'avais rapportés, et notamment par les observations de la ligature de cette artère pratiquée avec succès au-dessus de l'arcade fémorale, ou, pour mieux dire, dans l'abdomen. Depuis la même époque, l'artère sous-clavière a pareillement été liée plusieurs fois ainsi que l'axillaire au-dessus de l'origine de la profonde humérale, et l'on a par ce moyen obtenu la guérison de l'anévrysme situé dans le haut du creux de l'aisselle. En second lieu des faits authentiques sont venus confirmer ce que j'avais seulement prévu sur la possibilité de guérir l'anévrysme de la carotide en liant le tronc principal de cette artère. Enfin, connaissant les immenses ressources de la nature pour conserver la circulation et la vie dans les parties situées au-dessous de la ligature appliquée sur les artères principales des membres; confiant dans les secours bienfaisans qu'elle prodigue pour seconder les moyens employés par l'art dans la cure des grandes lésions de l'organisme animal, le chirurgien a osé tenter la ligature de l'artère illiaque *interne* pour la guérison de l'anévrysme *spontané* de la fesse, et cette opération hardie a été couronnée du succès le plus complet.

Outre ces progrès importans, plusieurs observations d'anatomie pathologique ont été publiées à l'appui de ce que j'avais affirmé relativement à la nature et à la cause immédiate de l'anévrysme, et à la différence qui existe entre cette altération et la *dilatation* morbide des artères, quoique quelques partisans de l'ancienne doctrine aient voulu répandre des doutes sur cette distinction pathologique.

Afin de mettre mon Traité sur l'anévrysme au niveau des connaissances actuelles dans cette partie de la science chirurgicale, j'ai cherché à rassembler les faits ci-dessus désignés et j'y ai joint quelques idées nouvelles. Cette augmentation me donna d'abord l'envie de publier une seconde édition de cet ouvrage; mais je fus détourné de cette idée, non-seulement par les frais assez considérables qu'eût nécessités cette réimpression, mais par une considération bien plus forte, celle de ne pas entraîner dans une nouvelle dépense ceux qui possédaient déjà l'ouvrage existant.

J'ai donc jugé préférable de publier séparément les additions précitées qui, en indiquant les articles auxquels elles se rapportent, remplissent ainsi le but que je m'étais proposé.

ADDITIONS

AU

TRAITÉ DE L'ANÉVRYSME.

CHAPITRE V.

§. Ier.

Hodgson[1] et Burns[2], qui ont décrit avec exactitude les maladies des artères, ont pleinement confirmé la justesse de la distinction pathologique que j'ai établie entre la *dilatation* morbide des artères et l'*anévrysme*. « Les caractères pathologiques, dit le premier, qui « différencient ces deux maladies, sont assez tranchés « pour qu'on doive les distinguer l'une de l'autre. » Il fait observer que dans les cas, rares d'ailleurs, où l'anévrysme résulte d'un ramollissement des membranes de l'artère, soit dans un point, soit dans toute

[1] *Treatise on the Diseases of Arteries and veins*, page 58. Scarpa acknowledges the existence of that state of præternatural dilatation of an artery, which I have described, and mentions the frequency of its occurence in the ascending aorta. He details some of the circumstances in wich it differs from aneurism, although he admits that the two diseases frequently exist in the same vessel; and observes that they have generally been confounded under te same denomination. The circumstances however in which they differ are so remarcable, that in a pathological point of view they require discrimination.

[2] *Observations on some of the most frequent, and important diseases of the heart, and aneurism.*

la circonférence du tube artériel, la rupture du vaisseau et la formation de l'anévrysme auquel elle donne lieu, sont précédés nécessairement d'un affaiblissement latéral plus ou moins considérable dans toutes les membranes de l'artère devenue anévrysmatique; mais de ce que cette altération morbide précède quelquefois l'anévrysme, on ne doit pas conclure que ces deux maladies, pathologiquement parlant, doivent être comprises sous la même dénomination.

Le grand nombre d'observations d'anatomie pathologiques que nous possédons sur les artères montre combien il est rare de trouver un anévrysme qui ait été précédé d'un simple ramollissement des membranes de l'artère avec une distension partielle ou de toute la circonférence du tube artériel; tandis qu'on observe fréquemment l'anévrysme par rupture simple, et que n'a pas précédé un ramollissement avec *dilatation* morbide. En effet, MORGAGNI écrit que l'aorte, à son origine, présente quelquefois une dilatation contre nature dans toute sa circonférence, mais que cela s'observe assez rarement. L'opinion de *Burns* est la même; sur quinze individus affectés d'anévrysme de la crosse de l'aorte, il n'en trouva qu'un seul chez lequel la maladie avait été précédée de la *dilatation* morbide des membranes de l'artère. L'inspection cadavérique prouve que l'affaiblissement contre nature des parois artérielles est presque toujours compliqué d'une autre altération pathologique, telle que la dégénération *stéatomateuse*, *squammeuse*, *ulcéreuse*, et que les membranes interne et moyenne sont plutôt sujettes à une érosion ou à une crevasse qu'à un ramollissement et à une dilatation partielle produite par l'effort latéral du sang; et si quelquefois ces deux membranes présentent ce changement morbifique dans leur texture, on observe alors que dans quelques points voisins elles sont rompues ou érodées.

Dans le cours de mon ouvrage, j'ai plusieurs fois parlé de la *dilatation* morbide des artères, notamment de celle de la crosse de l'aorte; j'ai rapporté plus d'un exemple d'anévrysme qui était en quelque sorte placé sur une de ces *dilatations* contre nature de la courbure aortique : il suit de là qu'on ne pouvait élever aucun doute que j'eusse reconnu la possibilité de la *dilatation* morbide des artères avec ou sans anévrysme. Aussi n'ai-je jamais omis de ranger la *dilatation* dans la série des maladies du système artériel, et dans aucun de mes écrits je n'ai manqué d'indiquer parmi ses causes occasionelles le ramollissement des membranes de l'artère avec affaiblissement latéral d'un point ou de toute la circonférence de ses parois, mais considérant toujours cette altération comme très-distincte de l'anévrysme par ses caractères particuliers. Je n'ai pas voulu laisser dans l'esprit de mes lecteurs le plus léger doute à ce sujet, sachant que j'écrivais à une époque où beaucoup de médecins et de chirurgiens pensaient que tous les anévrysmes par cause interne, principalement ceux de la crosse de l'aorte, n'étaient que des *dilatations* des membranes propres de l'artère malade.

HODGSON [1] donne la figure d'un anévrysme de l'artère thoracique, de trois pouces et demi de longueur et de trois pouces de largeur, où l'on voit manifestement que les membranes propres de l'artère ont été amincies et distendues latéralement avant d'avoir été rompues ou érodées. Mais le peu d'étendue de cet amincissement comparé à l'ampleur du sac de l'ané-

[1] Planche IV, fig. 5.

vrysme, indique en même temps combien il contribuait peu à sa formation.

Il n'en est pas moins vrai que les points d'une artère qui sont affectés de ce ramollissement morbide sont plus facilement distensibles, et peuvent céder davantage à l'effort latéral du sang avant d'être détruits par une érosion ou une déchirure ; et si cet affaiblissement latéral, qui est la cause occasionelle de l'anévrysme, n'a tout au plus que quelques lignes d'étendue dans la courbure aortique ou dans le tronc de l'aorte thoracique, on conçoit facilement qu'il doit être, au moins le plus souvent, imperceptible dans les artères des membres.

Quoique l'anévrysme de la crosse de l'aorte et de l'artère thoracique soit quelquefois précédé de leur élargissement partiel ou total, on ne doit pas en conclure que la *dilatation* artérielle et l'anévrysme soient une seule et même maladie. Cette opinion, signalée comme une erreur par les écrivains que j'ai cités est encore admise par ceux que l'observation même des faits ne peut convaincre, et qui sont toujours sectateurs de l'ancienne doctrine relative à la formation de l'anévrysme, spécialement de celui qui est produit par une cause interne.

Rien ne démontre mieux l'inexactitude des notions pathologiques qu'on avait autrefois sur cette maladie, que sa distinction en anévrysme *vrai* et anévrysme *faux* ; car il n'y a de *faux* dans cette affection que le nom qu'on lui donnait. Si l'on veut observer sans prévention une *dilatation* morbide d'artère, on verra qu'elle offre des caractères propres, et que ces caractères sont tellement distincts de ceux qui accompagnent l'anévrysme, qu'en reconnaissant la nécessité de devoir donner à l'une de ces altérations la dénomination d'anévrysme, il est indispensable, pour s'exprimer avec exactitude et précision, de désigner l'autre sous un nom différent. On ne peut pas non plus appeler la *dilatation* contre nature anévrysme *commençant*, puisque l'affaissement latéral partiel ou total des parois artérielles n'a point les caractères propres et distinctifs de l'anévrysme ; et que, dans le plus grand nombre des cas, la *dilatation* contre nature n'a pas été la cause occasionelle de l'anévrysme, et n'a contribué aucunement à sa formation.

Les recherches anatomico-pathologiques ont fait voir, que la dilatation morbide ne comprend que les membranes propres de l'artère malade; que ses parois internes ne sont jamais recouvertes de couches fibrineuses superposées les unes aux autres, lesquelles existent constamment dans le sac de l'anévrysme, où elles sont plus ou moins nombreuses. C'est bien certainement d'après une simple conjecture qu'il a été écrit : que les petites *dilatations* artérielles ne contiennent pas de ces couches fibrineuses, tandis qu'on en trouve dans les grandes *dilatations*. Cette assertion est absolument contredite par les observations nombreuses et exactes qu'on a faites à ce sujet. J'ai sous les yeux une *dilatation* morbide de la crosse de l'aorte, près son origine, et qui a six pouces de long et cinq de large; il n'existe pas dans son intérieur la plus petite concrétion fibrineuse comme on en trouve toujours dans un sac anévrysmal. Ce dernier se forme toujours dans le tissu cellulaire environnant l'artère rompue ou érodée et le sang en y pénétrant étant hors du cours de la circulation, y stagne, des couches fibrineuses s'y déposent continuellement, et quelquefois même en remplissent toute la cavité. Il est à ce sujet une remarque qui doit fixer l'attention des pathologistes, c'est que quelquefois la face interne de la *dilatation* morbide est sillonnée par des fissures dans lesquelles le sang dépose de ces concrétions, tandis qu'il ne fait que glisser contre le reste des parois. Ces fissures et ces rugosités de la membrane interne d'une artère *dilatée* contre nature, sont évidemment le commencement d'une maladie très-différente de la *dilatation*, c'est-à-dire de l'anévrysme consécutif à la *dilatation*. En effet, à la longue, ces fissures deviennent plus profondes, pénètrent la membrane moyenne, et soulevant l'externe sur laquelle elles produisent d'abord une espèce d'*ecchymose*, elles ne tardent pas ensuite à former une tumeur sanguine pulsative, qui est comme superposée à la *dilatation* morbide.[1] C'est cette disposition que *Burns* a rencontrée dans le seul exemple de *dilatation* contre nature de la crosse de l'aorte qu'il a observé, sur les quinze individus affectés d'anévrysme dont il a donné l'histoire, la maladie étant chez les autres le produit d'une rupture de l'artère sans aucune trace de *dilatation* morbide antérieure. Il dit dans cette observation, que la membrane interne de la cavité était divisée par des fissures longues et irrégulières remplies de concrétions fibrineuses qui n'existaient que dans cette partie des parois. Enfin c'est dans les cas, d'ailleurs rares, où l'on trouve l'anévrysme surajouté à la *dilatation*, que cette disposition est surtout bien marquée : on voit alors le sac de l'anévrysme rempli et distendu par la superposition de nombreuses couches fibrineuses, tandis que l'intérieur de la *dilatation* sous-jacente est lisse et ne présente aucune trace de ces concrétions.

Outre ces caractères distinctifs des deux altérations, il en est d'autres encore non moins importans à considérer. En effet, tantôt la *dilatation* morbide est partielle, c'est-à-dire n'occupe qu'un côté de l'artère; elle a la forme d'un dé à coudre (assez souvent sur la courbure de l'aorte cet affaiblissement latéral n'excède pas la grosseur d'une moitié de fève) dont l'ouverture est aussi large que le fonds. Tantôt elle occupe toute la circonférence du tube artériel, et la tumeur qui en résulte a une forme *cylyndrique* ou *ovoïde;* si sa situation permet de la comprimer, elle cède très-facilement et disparaît presque. Si l'on a l'occasion d'observer le cadavre des individus qui portaient des tumeurs de ce genre, on voit qu'elles ont, après la mort, considérablement perdu du volume qu'elles avaient pendant la vie. L'anévrysme présente aussi des caractères qui lui sont particuliers. Soit qu'il ait été précédé de la *dilatation* des membranes propres de l'artère, et que ce fût ou non sa cause occasionelle, il commence toujours dans un point des parois qui a été rompu ou ulcéré. L'ouverture du sac est toujours étroite, tandis que ce dernier a plus ou moins d'ampleur: la forme de l'anévrysme est irrégulière; il cède difficilement à la pression; il conserve après la mort à peu près le même volume qu'il avait pendant la vie; enfin, plus la *dilatation* contre nature augmente, plus les membranes propres de l'artère s'amincissent; tandis qu'au contraire les parois du sac de l'anévrysme ont d'autant plus d'épaisseur qu'il grossit davantage. L'observation suivante rapportée par *Vacca de Pise*, professeur distingué, rendra encore plus évidens, les caractères qui différencient essentiellement ces deux altérations [1].

[1] Sprengel Storia delle operaz. di Chirurg. trad. ital., part. II, pag. 294.

« Un homme, âgé de soixante ans, portait depuis « vingt-quatre ans une tumeur pulsative aux deux cô- « tés de la partie supérieure de la poitrine; chacune « exactement située dans le trajet des artères sous cla- « vrière et axillaire s'étendait depuis la partie inférieure « des muscles scalènes jusqu'au point correspondant « au col de l'humérus. La tumeur du côté droit était « *cylindrique*, de la grosseur d'un petit œuf de poule, « et la *pression la faisait entièrement disparaître*. Celle « du côté gauche était plus grosse et *de forme irrégu- « lière*. Le sujet étant mort, *Vacca* en fit l'ouverture. « Il observa d'abord, que depuis la mort, la tumeur du « côté droit *était diminuée de plus de moitié et qu'on « remarquait à peine une légère saillie dans l'endroit « où pendant la vie il existait une tumeur assez volu- « mineuse*. Du côté gauche au contraire, la tumeur « *n'avait pas sensiblement diminué de grosseur*. Ayant « enlevé la clavicule et le tissu cellulaire qui environne « l'artère, il vit que cette dernière n'offrait aucune « trace d'altération extérieurement, et qu'après son « passage entre les muscles scalènes, où elle conser- « vait son diamètre ordinaire, elle se dilatait ensuite « uniformément au niveau du bord inférieur de la « première côte. Dans ce point la tumeur *cylindrique* « commençait par un rétrécissement circulaire qui « semblait la terminer brusquement, et au-dessous « duquel l'artère se dilatait de nouveau jusque près du « col de l'humérus où elle reprenait graduellement « son volume ordinaire. Du côté gauche, après avoir « disséqué les tégumens, il trouva un sac anévrysmal. « L'artère axillaire était un peu plus dilatée que celle « du côté droit, et présentait également un rétrécisse- « ment semblable au-dessous duquel la partie anté- « rieure de l'artère était percée de trois ouvertures du

« diamètre d'une plume à écrire. Après avoir incisé « longitudinalement toute la dilatation de l'artère, il « remarqua, que la partie supérieure au rétrécisse- « ment était tout-à-fait intacte, mais que dans celle « qui lui était inférieure il y avait postérieurement « une quatrième ouverture plus grande que les autres « par laquelle le sang passait en grande partie dans « le sac, au milieu duquel était l'artère. »

Ce cas rare, que l'on a considéré comme un exemple incontestable d'anévrysme *vrai,* suivant l'ancienne dénomination, ou d'élargissement contre nature des membranes propres de l'artère, présente évidemment du côté droit, une *dilatation* morbide de toute la circonférence de l'artère sous-clavière; et du côté gauche, un anévrysme par rupture de l'artère, en quatre points différens, qui a été précédé et a eu pour cause occasionelle un ramollissement avec *dilatation morbide.*

Ces deux tumeurs, que leur situation rendait accessibles à la vue et au toucher, avaient chacune des caractères particuliers. La forme *cylindrique* de la tumeur du côté droit, la facilité avec laquelle on la faisait entièrement disparaître, en exerçant dessus une légère pression, indiquaient évidemment une *dilatation morbide* de l'artère sous-clavière droite. La forme *irrégulière*, la *dureté* et la *rénitence qu'offrait à la pression* la tumeur du côté gauche annonçaient au contraire un anévrysme par rupture, bien que l'une et l'autre présentassent des battemens.

Il est impossible de distinguer ces deux altérations l'une de l'autre, lorsqu'elles ont leur siége dans les grandes cavités du corps. Les symptômes que détertermine une tumeur, en comprimant les viscères de la poitrine ou de l'abdomen, sont trop constamment les mêmes pour qu'ils puissent indiquer si la cause de la compression est une *dilatation* morbide, ou un anévrysme de la crosse de l'aorte ou de son trône thoracique. Il en est de même des secours que l'art peut apporter pour calmer les accidens résultans de ces deux affections et pour en retarder les suites fâcheuses; ils sont les mêmes dans les deux cas. Mais si le traitement de ces deux altérations organiques du système artériel est le même, leur pronostic est différent ; car on a souvent l'espérance qu'à une époque plus ou moins éloignée on obtiendra, par les secours de la nature et de l'art, la cure radicale d'un anévrysme interne, tandis qu'on ne peut jamais avoir cet espoir lorsqu'il existe une *dilatation* morbide.

L'expérience a démontré que la guérison dite *spontanée*, de l'anévrysme interne peut avoir lieu toutes les fois que, en ralentissant artificiellement le cours de la circulation, on favorise ainsi la formation des couches fibrineuses qui remplissent successivement toute la cavité du sac. Lorsqu'on a obtenu ce résultat, la nature achève la guérison, comme après la ligature de l'artère principale d'un membre; mais il y a cette différence que, dans l'anévrysme *interne*, le caillot fibrineux adhère seulement à l'endroit de la rupture de l'artère, et laisse ainsi libre le cours du sang dans son canal, tandis que, dans l'anévrysme *externe*, il remplit tout à la fois le sac et l'artère qu'il oblitère. On ne peut pas espérer que des circonstances aussi favorables concourent à la guérison de la *dilatation* morbide; car, quoiqu'on ralentisse le cours de la circulation, il ne se forme jamais dans l'intérieur de cet élargissement de couches fibrineuses (cotennose). Cette dernière considération est encore une nouvelle preuve de la différence essentielle, pathologique et clinique qui existe entre la *dilatation* contre nature des artères et l'anévrysme.

§. 34. *Note* (y).

Quand je rapportai, à la fin de ce chapitre, l'histoire d'une tumeur fongueuse *anomale*, semblable à celle qui avait été décrite par *M. A. Séverin*, c'était la première fois que cette cruelle maladie avait fixé mon attention. Mes recherches ne m'ayant pas suffisamment fait connaître la nature de cette altération (point sur lequel j'avoue n'être pas encore présentement bien instruit), je me bornai à donner un exposé, autant circonstancié que je pus le faire, des phénomènes qui la précèdent et l'accompagnent. Je sais actuellement que cette terrible affection est la même que celle à laquelle les chirurgiens modernes ont donné les noms de *fongus hématodes*, *cancer mou*, *tumeur spongieuse maligne*.

J'ai eu depuis l'occasion d'examiner des tumeurs de cette espèce, dans différentes parties du corps, comme à la jambe, au haut de la cuisse, à l'avant-bras, à l'épaule, à la mamelle, dans le fond de l'œil. J'ai trouvé constamment sur le cadavre de ces divers individus ce que j'observai dans le cas que j'ai rapporté, c'est-à-dire la substance intime de la tumeur analogue au tissu du placenta humain infiltré de sang noir. Dans tous, ayant injecté de l'eau par l'artère principale qui se rendait à la tumeur, sa substance spongieuse sanguine en a été aussitôt remplie, comme si elle se fût répandue par les innombrables orifices de petits vaisseaux et de capillaires vraisemblablement détruits par le principe *âcre* que renferme cette tumeur.

Dans tous les malades que j'ai examinés, cette tumeur sanguine m'a offert, dans son principe, une forme irrégulière et déprimée; elle était élastique au toucher, sans altération manifeste de la peau et peu douloureuse. Chez tous, elle le devenait, en même temps qu'on observait çà et là une apparence de fluctuation, et sa surface se recouvrait de veines variqueuses, aussitôt qu'elle commençait à soulever avec force les tégumens. S'ouvrant ensuite spontanément, elle donnait issue, quelquefois en moins de 24 heures, à un fongus *lobulé*, *mou*, *rougeâtre*, semblable en quelque sorte à la substance corticale du cerveau finement injectée de sang, et couverte d'un fluide glutineux transparent; le plus léger frottement faisait découler abondamment du sang de sa surface, et ensuite un ichor très-fétide. A ces funestes accidens succédaient le sphacèle de cette substance *lobulée*, d'abord dans son centre, puis dans sa circonférence, et alors la prostration subite des forces la fièvre continue, annonçaient la mort qui avait lieu au milieu de douleurs atroces, que l'opium administré à hautes doses n'a jamais pu calmer. Chez un de ces malades, dont le fongus occupait la moitié de la jambe, il se développa, peu de temps avant la mort, une tumeur semblable dans les glandes inguinales inférieures du même côté.

La récision du fongus malin, quoique faite dans les parties saines à une grande distance du point affecté, n'a jamais été suivie d'une guérison solide. La récidive eut lieu, tantôt six mois, tantôt un an après la cicatrisation complète. L'expérience et mes propres observations m'ont démontré que lorsqu'une tumeur de ce genre occupe un des membres, le moyen curatif le moins incertain est l'amputation, mais il faut l'employer avant que la tumeur ne s'ouvre et donne issue à la substance fongueuse : il est essentiel aussi que l'opération soit pratiquée au-dessus de l'articulation supérieure au membre affecté, par exemple à l'humérus, si la tumeur existait à l'avant-bras. Cette circonstance prouve l'incurabilité de la maladie, du moins dans l'état actuel de nos connaissances, lorsqu'elle a son siége au haut de la cuisse, à la fesse, à l'aine, à l'épaule, à la mamelle, et dans le fond de l'œil. [1]

Le caractère de malignité qui distingue cette tumeur la rend, à mon avis, sous quelques rapports, plus mortelle que le cancer, comme je l'ai dit en parlant du fongus *hœmatodes* et du cancer de l'œil.

Le célèbre *Boyer* [2] pense que le fongus *hœmatodes* est quelquefois *congénial*, et qu'il se confond avec les *nœvi* ou *taches* de naissance. Cela est possible; mais jusqu'à ce moment il ne m'est pas arrivé d'observer un seul cas semblable. S'il en était ainsi, le diagnostic n'en devrait être ni obscur, ni difficile, attendu que les *taches rouges* de naissance, les *nœvi materni*, les *tubercules variqueux congéniaux*, ont dès leur principe, des caractères qui leur sont propres, et qui sont très-différens de ceux du fongus *hœmatodes* commençant.

CHAPITRE IX.

§. 20.

Jean Hunter pratiquait la ligature de l'artère fémorale un peu au-dessous de la moitié de la cuisse, pour la cure de l'anévrysme poplité; de manière que, l'incision de la peau et du tissu cellulaire n'était nulle-

[1] Malattie degli occhi. Ediz. quinta. Vol. II.

[2] Trait. des mal. chirur. t. II.

ment parallèle au muscle couturier; aussi était-il obligé de soulever et de renverser le bord interne de ce muscle, afin de découvrir suffisamment l'artère, et de pouvoir la lier avant son passage à travers le tendon du grand adducteur. Cet endroit de la cuisse est celui où l'artère, dans tout son trajet, se trouve le plus profondément située, circonstance qui rend toujours l'opération douloureuse pour le malade, et la ligature difficile, même dans les sujets maigres. Ce déplacement du bord interne du muscle couturier a été considéré comme une des principales causes des suppurations longues et abondantes, des ulcères profonds qu'on observe fréquemment à la suite des opérations d'anévrysme poplité pratiquées suivant la méthode de cet illustre chirurgien.

Depuis lui, le plus grand nombre des opérateurs a préféré avec raison la ligature de l'artère fémorale dans le tiers supérieur de la cuisse, c'est-à-dire quatre, ou tout au plus cinq pouces au-dessous du ligament de Poupart, en dirigeant l'incision parallèlement au bord interne du muscle couturier, dont on reconnaît la saillie en faisant tourner un peu en dedans le genou du malade, avant de commencer l'opération. Dans cette partie supérieure de la cuisse, l'artère fémorale est réellement *superficielle*. On en sent distinctement les battemens, depuis l'arcade fémorale jusqu'à l'endroit où le muscle couturier la recouvre : c'est un peu au-dessus de ce point qu'on la trouve aisément et qu'il est facile de la lier, sans déplacer aucunement le muscle. La ligature est ainsi suffisamment au-dessous de l'origine de l'artère fémorale profonde, pour qu'on n'ait pas lieu de craindre que le sang, auquel elle donne passage, soit un obstacle à la formation du caillot fibrineux et à l'adhésion des parois internes de l'artère liée. Le tronc de la veine saphène, soit unique, soit double, ainsi que les vaisseaux lymphatiques qui parcourent la partie interne de la cuisse, n'ont jamais donné lieu à aucun accident après l'incision faite dans cette portion du membre. On peut encore ajouter qu'en liant l'artère dans le tiers supérieur du membre, on a lieu d'espérer que la partie du vaisseau sur laquelle la ligature a été appliquée, n'est pas malade, et cet espoir est d'autant plus fondé que la ligature est faite plus loin du jarret, siége de la maladie; et que plus la ligature en est éloignée, moins on a à craindre que l'inflammation qu'elle détermine se propage au sac de l'anévrysme, et ne produise ainsi des accidens graves.

Il est un fait dont l'anatomie et l'expérience chirurgicale ont pleinement démontré la réalité, et qu'on ne peut révoquer en doute : c'est que la circulation et la vie ont également lieu dans le membre opéré, soit qu'on ait lié l'artère fémorale dans son tiers supérieur, dans son tiers inférieur, ou dans le creux du jarret. On peut apporter en preuve le résultat des injections sur le cadavre, et surtout le succès des nombreuses opérations de ligature de cette artère, qui ont été pratiquées dans le haut de la cuisse. Les chirurgiens instruits et exercés désapprouveront toujours celui qui, par ignorance de l'anatomie et des grandes ressources de la nature, ou par un excès de timidité, persisterait à pratiquer la ligature dans le tiers inférieur de la cuisse, ou, ce qui serait pire, lierait l'artère dans le creux du jarret, suivant l'ancienne méthode, préférant ainsi une opération pénible et dangereuse à une autre qui remplit le même but, et dont l'exécution est facile et d'un succès plus certain.

On a mis en doute [1] la guérison d'un anévrysme de

[1] Instituto ital. di scienze ed arti vol. I. parte II. pag. 266.

la partie supérieure de la jambe, par le moyen de la ligature de l'artère fémorale dans le tiers supérieur de la cuisse; et celui qui a élevé ce doute a donné la préférence à l'ancienne méthode sur la nouvelle. Cependant, dans le cas dont il est fait mention, et où l'ancienne méthode fut mise en usage, l'opérateur s'était assuré *qu'en comprimant l'artère fémorale dans le haut de la cuisse, la tumeur de la partie supérieure de la jambe cessait de battre ; qu'elle disparaissait en partie, lorsqu'on continuait quelque temps la compression, qu'elle devenait alors molle et souple, presque comme dans l'état naturel, mais que sa dureté et ses battemens reparaissaient aussitôt qu'on cessait de comprimer. Si donc, dans le cas dont on parle, la compression de l'artère fémorale, dans le haut de la cuisse*, faisait cesser les battemens de l'anévrysme *de la partie supérieure de la jambe*, il est évident qu'on eût pu en obtenir la cure en liant l'artère fémorale dans son tiers supérieur, ce qui eût été bien préférable, plutôt que d'exposer le malade aux accidens graves qui sont inséparables de l'ouverture pratiquée dans le creux du jarret. L'observation III, rapportée à la fin de mon ouvrage, et que certainement l'opérateur n'ignorait pas, en est une preuve tout-à-fait convaincante.

Il est inutile de rappeler cette opinion déjà refutée que la cure de l'anévrysme poplité est d'autant plus incertaine, que la ligature de l'artère fémorale a été pratiquée plus supérieurement, parce que, dit-on, les branches artérielles musculaires, qui naissent de ce tronc dans l'intervalle qui sépare la ligature du sac de l'anévrysme, deviennent nulles pour la circulation du membre. L'anatomie et la pratique chirurgicale ont, comme je l'ai dit plus haut, démontré clairement le peu de fondement de cette objection. C'est une erreur manifeste de croire, que les rameaux fournis par le tronc de la fémorale aux muscles de la cuisse deviennent inutiles et ne reçoivent plus de sang parce que l'artère dont ils naissent a été liée dans son tiers supérieur. En effet, aussitôt après la ligature de l'artère crurale, ces branches musculaires en sont remplies au moyen des nombreuses et larges anastomoses qui existent entre elles et les ramifications de l'artère profonde, de la circonflexe externe et des perforantes. Le sang, passe ainsi directement dans leur intérieur comme s'il y était immédiatement poussé du tronc de la fémorale, et après s'être répandu dans les muscles de la cuisse, il pénètre rapidement dans les branches *recurrentes* du genou et de la tibiale antérieure. La déviation que la ligature détermine dans son cours est compensée par l'augmentation de vélocité que reçoit la colonne de ce liquide qui pénètre dans la fémorale profonde. Ce fait est prouvé par les battemens très-forts qu'on observe, aussitôt après la ligature, dans les artères du genou et par le développement assez prompt de la chaleur dans le membre opéré.

Il est encore possible, dit-on, qu'en liant l'artère fémorale dans le haut de la cuisse, il existe un ou deux rameaux anastomotiques qui reportent le sang à ce tronc artériel dans l'intervalle qui sépare la ligature de l'anévrysme et que ce liquide pénétrant de nouveau dans le sac, les battemens se renouvellent et rendent inutile l'opération pratiquée. Loin de nier la possibilité de cette communication, je pense même qu'elle a lieu ainsi dans tous les cas de cette nature; mais il n'en résulte pas pour cela que la cure soit retardée. En effet le sang, qu'une direction rétrograde fait pénétrer dans l'artère fémorale au-dessous de la ligature, ne reçoit pas une impulsion assez forte pour distendre le sac anévrysmal, la lenteur de son cours favorise, au contraire, la déposition de couches couenneuses qui en remplissent la cavité et s'opposent ainsi à son passage. L'absorption fait ensuite diminuer le volume de la tumeur et achève la guérison. Il faut excepter cependant les cas de blessure de l'artère poplité, ou d'ouverture imprudemment pratiquée à l'anévrysme du jarret, circonstances dans lesquelles la ligature de l'artère fémorale dans le tiers supérieur ou inférieur de la cuisse, ne suffirait pas pour arrêter l'hémorragie à cause des motifs que je viens d'indiquer, et il faudrait alors nécessairement lier l'artère poplité au-dessus et au-dessous de la blessure. Relativement à ces anastomoses, il est bon de faire remarquer que, quoiqu'aussitôt après la ligature du tronc principal du membre inférieur, les branches latérales naissant de la profonde et qu'on a nommées *anastomotiques*, se dilatent beaucoup, néanmoins il n'y en a que très-peu à la longue qui établissent une communication avec les parties situées au-dessous de la ligature. White [1] est, je crois, le premier qui ait fait remarquer ce singulier phénomène, en dessinant le bras d'une femme qui avait été opérée d'anévrysme dans le pli du coude quatorze ans auparavant. On a fait depuis la même observation dans l'anévrysme du jarret, et il n'est pas rare, en cherchant avec soin, de trouver dans ces deux parties, outre les anastomoses ordinaires des *articulaires*, d'autres plus petites entre les artères du tissu cellulaire et celles du ligament capsulaire et du périoste, lesquelles sont devenues sinueuses et se sont prolongées au-dessous de l'articulation pour s'anastomoser avec la cu-

[1] Cases in surgery, an. 1770.

bitale ou la radiale, vers la partie moyenne de l'avant-bras, ou avec la tibiale à beaucoup de distance de l'articulation [1] du genou.

La méthode de Hunter qui est si avantageuse pour la cure de l'anévrysme du pli du bras, du jarret et de la partie supérieure de la jambe, ne réussit pas aussi bien pour celui des faces dorsale ou palmaire de la main, ou celui du dos et de la plante du pied. Les larges communications qui existent à la main entre les artères cubitale et radiale et au pied entre les deux tibiales, sont cause que malgré la ligature de l'artère brachiale ou fémorale et même celle de l'une des artères de l'avant-bras ou de la jambe, le sang reflue avec assez de force par l'artère voisine pour entretenir l'anévrysme, soit qu'il ait son siége à la main ou au pied. J'ai vu deux exemples de ce dernier cas. Dans le premier, la tumeur de la grosseur d'une noix était située à la partie supérieure du tarse; dans le second, elle occupait la plante du pied près de son bord externe. Dans les deux, la ligature de la tibiale *antérieure* ne suffit pas pour suspendre les battemens; il fallut ouvrir ensuite la tumeur et recourir à un appareil compressif pour arrêter l'hémorragie que causait le retour du sang par l'artère voisine. C'est ce qui arriva dans le cas suivant, qui m'a été communiqué par un de mes meilleurs élèves, *Morigi* fils.

Une paysanne, âgée de trente-trois ans, d'une faible constitution, portait depuis quelques années, et sans cause connue, une petite tumeur pulsative sous la plante du pied près de son bord externe, et le peu de douleur qu'elle occasionait avait empêché la malade d'y apporter la plus légère attention. La tumeur

[1] Journal de Méd. par M. Leroux, t. 38.

acquit ensuite le volume d'un œuf de pigeon, devint douloureuse, et rendit enfin la marche impossible. On essaya d'abord la compression en même temps qu'on mit la malade à une diète rigoureuse et qu'on l'obligea de garder un repos absolu pendant cinq mois, au bout desquels la tumeur, considérablement diminuée de volume, semblait avoir cessé de battre. Cette femme se croyant alors guérie, voulut reprendre ses travaux accoutumés; mais au bout d'un mois, la tumeur reprit son premier volume et les battemens y reparurent comme auparavant ainsi que la douleur. Ayant observé qu'en exerçant la compression sur la tibiale *antérieure*, à l'endroit où elle passe sur le dos du pied, on suspendait presque entièrement les battemens, la ligature en fut pratiquée précisément à son passage entre le tendon du muscle tibial antérieur [1] et celui de l'extenseur des orteils. Après cette opération, les battemens diminuèrent, devinrent obscurs pendant les neufs jours qui suivirent, et la tumeur diminua même de volume, mais le dixième jour ils reparurent avec autant de force qu'ils en avaient avant la ligature. L'insuffisance de ce moyen ainsi reconnue on ouvrit ce petit anévrysme parallèlement au bord externe du pied. On arrêta l'hémorragie en remplissant le sac de charpie imbibée d'esprit de vin qu'on soutint avec un bandage convenable. Le cinquième jour, l'appareil s'étant relâché, il parut un peu de sang dont l'écoulement fut arrêté par l'addition de nouvelles compresses et d'une seconde bande. Seize jours après l'opération on leva l'appareil à travers lequel la suppuration suintait, et l'on put voir des bourgeons charnus dans le

[1] L'auteur a voulu sans doute indiquer le muscle extenseur propre du gros orteil. (*Note du Traducteur.*)

fond et sur les côtés de la plaie, qui insensiblement prit un très-bon aspect et ne tarda pas à se cicatriser, quoiqu'il se fût formé de temps en temps de petits abcès sur le dos du pied.

Si, dans un cas semblable, on pouvait lier facilement l'artère au-dessus et au-dessous de la maladie, ce serait la méthode la plus préférable : mais la situation de la tumeur dans cette partie obligerait à faire une trop grande incision à la plante du pied. C'est pourquoi, en liant l'artère tibiale antérieure à son passage sur le dos du pied, on arrête ainsi une partie du sang qui distendait le sac anévrysmal, tandis qu'au moyen de l'appareil compressif, on s'oppose au retour de l'autre partie de ce liquide sans avoir besoin de lier la tibiale *postérieure*.

Ce mode opératoire est également avantageux pour obtenir la cure d'un petit anévrysme existant sur les faces dorsale ou palmaire de la main. Dans une saignée pratiquée à la main sur un homme octogénaire, l'artère *dorsale* du pouce fut ouverte. L'hémorragie ayant plusieurs fois reparu malgré l'application d'un appareil compressif, le chirurgien se détermina à lier l'artère radiale dans sa région carpienne. Après cette ligature, la compression suffit pour empêcher le cours rétrograde du sang par l'artère cubitale. Cet homme étant mort trois mois après, on vit que l'artère radiale dans l'étendue de trois travers de doigt au-dessous de la ligature était rétrécie et oblitérée, de même que l'artère *dorsale* du pouce, jusqu'au commencement de l'arcade palmaire.

Monteggia[1], malgré sa prudence ordinaire, propose d'arrêter l'hémorragie résultante de la blessure des ar-

[1] Institut. chirurg. ediz. seconda. vol. III. pag. 177.

tères radiale ou cubitale, par la ligature de l'artère brachiale pratiquée au-dessus du condyle interne de l'humérus. L'anatomie et la pratique chirurgicale ont démontré l'insuffisance de ce procédé, qui est d'autant moins efficace que la blessure de l'une ou l'autre de ces artères est plus rapprochée du carpe. Il en est de même de l'hémorragie produite par la blessure de l'une des artères tibiales, soit dans la moitié, soit dans la partie inférieure de la jambe. Dans tous ces cas, il est absolument nécessaire de découvrir l'artère blessée, soit à l'avant-bras, soit à la jambe, et d'en faire la ligature au-dessus et au-dessous de la blessure.

Depuis la publication de mon ouvrage, on a perfectionné le procédé opératoire employé pour lier l'artère principale d'un des membres. (Voyez mon mémoire publié sur ce sujet)[1]. D'abord, l'observation a prouvé qu'il était essentiel de ne détacher et d'isoler l'artère que dans l'étendue nécessaire à l'application de la ligature. En second lieu il est inutile de placer deux ligatures l'une auprès de l'autre pour que la constriction du vaisseau soit exercée sur une plus large surface; car il suffit, pour les plus grosses artères, d'un simple ruban formé de six fils cirés. En troisième lieu il est plus préjudiciable qu'avantageux de placer une ligature dite *de réserve*. On a trouvé bien préférable à l'aiguille dont on se sert ordinairement pour passer la ligature autour du vaisseau, une petite spatule d'argent flexible, percée d'une *ouverture ovale*, et un peu plus large que le petit ruban; le peu d'épaisseur et la flexibilité de cet instrument rendent son passage entre la veine, l'artère et le nerf beaucoup plus facile que ne l'est celui de l'aiguille. Elle pénètre à travers le

[1] Memoria sulla legatura delle principali arterie degli arti.

tissu cellulaire intermédiaire sans le déchirer et sans en dénuder l'artère plus qu'il n'est nécessaire pour le passage de la ligature. En outre sa grande souplesse donne la facilité de proportionner à volonté sa courbure à la profondeur des parties sur lesquelles on opère.

CHAPITRE X.

§. 12.

Les expériences nombreuses faites sur le cadavre et surtout les observations intéressantes rapportées par *Guattani*, *Gavina*, *Clarke*, *Mayer* et les miennes propres, mettent hors de doute que, dans le cas d'anévrysme inguinal situé près de l'arcade fémorale, on peut lier le tronc de l'artère fémorale au-dessus de l'origine de la profonde, sans interrompre par-là le cours de la circulation et la vie dans le membre inférieur. Cette importante vérité a été prouvée depuis, non-seulement par un assez grand nombre d'observations qui attestent le succès de la ligature de l'artère fémorale dans le lieu précité, mais même au-dessus de l'arcade fémorale, c'est-à-dire dans la cavité abdominale; de sorte qu'actuellement aucun chirurgien instruit n'hésite à entreprendre, avec l'espérance d'une heureuse issue, la cure de l'anévrysme inguinal situé près de l'arcade crurale. Cette opération se pratique de la manière suivante.

Le malade étant placé horizontalement sur le bord de son lit, les fesses un peu relevées, on incise les tégumens de l'aîne suivant la direction du trajet que parcourt l'artère illiaque fémorale avant de sortir du bassin. Sur un adulte il faut commencer l'incision des tégumens un demi-pouce au-dessous de l'*épine supérieure* de l'os des isles et la prolonger d'un pouce et demi vers la *ligne blanche*; de là, on descend jusqu'auprès de l'arcade crurale, mais point au-dessous, afin de ne pas blesser le cordon spermatique et l'artère épigastrique. On divise de la même manière l'aponévrose du muscle oblique externe; on introduit ensuite le bout du doigt dans l'angle inférieur de la plaie, on s'en sert pour diriger l'incision des muscles oblique interne et transverse qu'on pratique avec précaution, en faisant attention de ne pas léser le péritoine sous-jacent; on évite ce grave inconvénient en éloignant doucement cette membrane avec le bout du doigt, à mesure que la division du muscle transverse la met à découvert. Le même doigt se trouve ensuite immédiatement placé sur l'artère illiaque fémorale, dans l'angle inférieur de la plaie, un peu au-dessus de l'origine de l'artère épigastrique. C'est précisément dans cet endroit que l'artère illiaque fémorale se relève pour franchir la branche horizontale du pubis[1], puis se recourbe en bas pour passer sous l'arcade fémorale dans le pli de la cuisse. Afin de découvrir cette artère plus haut et près de son origine de l'illiaque commune, on pénètre plus profondément avec le doigt en suivant le contour du détroit supérieur du bassin et le trajet que suit l'artère pour se porter sur la branche hori-

[1] *Haller. Fasicul. anat. arteria helvis tab.* I, II. Z. C. — Il seno que fa l'iliaca femorale nel tratto che percorre dalla sua origine dalla iliaca *comune* alla sommità del ramo orizzontale dell' osso del pube, cioè discendendo pria nella pelvi, poi ascendendo sull' anzidetto ramo orizzontale dell' osso del pube, somiglia molto a ciò que volgarmente i nostri ingegneri idraulici chiamano *salto* di *gatto*.

zontale du pubis, où on la trouve facilement et placée presque superficiellement. Cet endroit, le plus convenable pour en pratiquer la ligature, est d'autant plus préférable qu'il se trouve immédiatement au-dessus de l'origine de l'artère épigastrique. C'est donc là qu'il faut appliquer la ligature après avoir placé sur l'artère un petit cylindre de toile enduite de cérat : la situation naturelle en ce lieu de l'artère au-dessus de la veine du même nom, en facilite encore l'application. On couvre la plaie d'un plumasseau de charpie enduite d'un onguent émollient et soutenu par le *spica de l'aine*. Si le sujet n'a pas perdu de ses forces, lorsqu'on lève l'appareil quatre jours après l'opération, on enlève la ligature en la coupant sur le cylindre de toile, on rapproche ensuite les lèvres de la plaie, et si la suppuration est peu abondante, on les réunit par *première intention*.

Cette opération a déjà été pratiquée sur vingt-deux individus [1], et quinze ont guéri.

Un succès aussi répété, en agrandissant ainsi les ressources de la chirurgie, dut nécessairement donner l'espérance d'obtenir la cure radicale de l'anévrysme de la fesse produit par cause interne, au moyen de la ligature de l'artère hypogastrique. Il n'existait jusqu'à présent qu'un seul exemple de cette sorte d'anévrysme occasioné par une blessure de l'artère ischiatique, dont le savant et hardi chirurgien *Jean Bell* [2] avait obtenu la guérison, non sans beaucoup de difficultés et de craintes pour la vie du malade. L'anévrysme qui était considérable résultait, comme je l'ai dit, de la blessure de l'artère ischiatique près sa sortie

[1] Hodgson loc. cit. pag. 417.

[2] Discourses on the nature, and cure of wounds, p. 78.

du bassin, faite par la pointe de longs ciseaux. Après avoir ouvert la vaste tumeur et l'avoir vidée d'une grande quantité de caillots qu'il a évaluée à huit livres, le sang sortit aussitôt par un jet tellement fort et rapide, que le malade tomba comme mort. L'intrépide opérateur porta le doigt sur le tronc de l'artère, appliqua au-dessus et au-dessous de la blessure une ligature qu'il fit serrer par un aide et remplit le sac de charpie. Tous les moyens les plus efficaces furent employés pour rendre au malade les forces qu'il avait presqu'entièrement perdues. Cette large plaie suppura pendant six mois environ : il y eut en outre une exfoliation asez étendue de l'os sacrum et de celui des hanches de ce côté, et le malade, après avoir boité pendant quelque temps, recouvra entièrement la santé.

L'anévrysme de la fesse opéré par *Stevens* [1] avait été produit par une cause interne, vraisemblablement par le *ramollissement*, ou la dégénération *ulcéreuse* des membranes de l'artère ischiatique. Une esclave, dit-il, portait depuis neuf mois, sans cause connue, une tumeur pulsative du volume de la tête d'un enfant, sur la fesse gauche près la tubérosité de l'ischion. La tumeur dans le principe était peu douloureuse ; mais les souffrances qu'elle détermina ensuite devinrent si fortes et si aiguës, que la malade préféra subir une opération quelconque plutôt que de rester dans dans cet état pénible. Je consultai, dit l'auteur, les docteurs *Bang* et *Van Brackle*, et leur proposai la ligature de l'artère illiaque interne, comme étant le seul moyen de cure radicale. Cet avis ayant été adopté, l'opération fut pratiquée le 27 décembre 1812 en présence des médecins déjà nommés, du docteur *Nelthropp*

[1] Méd. and. chirurg. transact. vol. V.

et de M. *Ford*, directeur de l'établissement. Je fis une incision longue de trois pouces environ à la partie inférieure et latérale gauche de l'abdomen, parallèle au trajet que parcourt l'artère épigastrique et éloignée d'elle d'un demi-pouce du côté de l'os des hanches. Les tégumens et les muscles abdominaux furent successivement incisés. Je détachai le péritoine des muscles illiaque *interne* et psoas, auxquels il n'adhère que par un tissu cellulaire lâche, et le repoussant un peu du côté de la cavité du bassin, je pénétrai ainsi jusqu'à la division de l'illiaque *commune*. Ayant reconnu à l'aide du doigt, l'artère illiaque *interne*, je la pressai entre le pouce et l'index et le docteur *Lang* ayant en même temps porté la main sur l'anévrysme, non-seulement n'y sentit plus de battemens, mais même remarqua qu'il s'était affaissé. Cette expérience ne laissant aucun doute sur la maladie, je conduisis avec l'autre main, à l'aide d'une aiguille mousse, un fil autour de l'artère illiaque *interne* un demi-pouce au-dessous de son origine de l'illiaque *commune*. La tumeur diminua graduellement après l'application de la ligature qui se détacha à la fin de la troisième semaine; la plaie qui avait toujours conservé un très bon aspect fut cicatrisée en six semaines.

L'auteur termine en disant, que lorsqu'il était sur le point de partir pour les Indes occidentales, au commencement de mai 1814, c'est-à-dire plus de seize mois après l'opération, cette esclave jouissait d'une parfaite santé.

Il suffit de connaître l'anatomie pour prévoir les grandes difficultés que doit présenter l'exécution de cette opération, quelles que soient l'intrépidité et la grande expérience du chirurgien, et pour juger de la gravité des accidens que peuvent occasioner la grandeur, la profondeur de la plaie et surtout l'étendue du décollement du péritoine qu'il est nécessaire d'opérer pour séparer cette membrane des muscles illiaque et psoas qu'elle recouvre et pouvoir presser l'artère illiaque *interne* entre le pouce et l'index; les dangers attachés à une opération aussi difficile en rendront toujours l'issue très incertaine. Cette observation de pratique chirurgicale n'en est pas moins précieuse, soit qu'on la considère comme une preuve du perfectionnement de cette partie de l'art de guérir, ou comme un nouvel exemple des grandes ressources de la nature dans la guérison des lésions étendues et profondes.

CHAPITRE XI.

§. 18.

Je n'ai pas voulu dans cet article désapprouver la conduite de celui qui découvrirait l'artère axillaire au moyen d'une incision pratiquée suivant la direction du creux de l'aisselle, pour la lier au-dessus et au-dessous du point où elle aurait été blessée; ce procédé est celui qu'il faudrait toujours employer. J'ai seulement voulu prévenir les jeunes praticiens qu'il fallait toujours, avant de faire cette ligature ou celle de l'une des autres artères principales des membres, que le chirurgien s'assurât bien de la situation précise de la blessure, afin d'opérer à coup sûr et de ne pas pratiquer une opération qui serait inutile si la ligature était appliquée au-dessous de la plaie du vaisseau. C'est pour cela que j'ai engagé à dilater, s'il était nécessaire, la blessure extérieure, de manière à pouvoir distinguer et toucher du doigt le point précis où existe la lésion. Le fait suivant va démontrer l'importance de ce précepte [1].

Un enfant de 14 ans, en jouant avec un de ses camarades, reçut un coup de sabre dans l'épaule gauche. La pointe de l'arme pénétra jusqu'à la partie supérieure du creux de l'aisselle en perçant la partie postérieure et supérieure de l'épaule : le sang qui jaillit aussitôt avec force de la plaie fut arrêté promptement par la compression qui ne suffit pas pour empêcher la formation d'un anévrysme considérable dans cette région. On appela au secours de cet enfant les deux célèbres chirurgiens, *Maunoir de Genève*. L'un d'eux ayant introduit le doigt dans le fond de la plaie, reconnut ainsi le point précis de la blessure de l'artère axillaire, et quoique ses battemens fussent très-faibles, il sentit néanmoins le jet de sang qui frappait l'extrémité de son doigt lorsqu'il l'éloignait un peu du vaisseau. Alors l'autre opérateur incisa les tégumens de l'aisselle suivant le trajet de l'artère axillaire, ouvrit nécessairement le sac de l'anévrysme qu'il vida de tout le sang grumelé qu'il contenait et découvrit le plexus brachial et l'artère axillaire qu'il embrasse. Le bout du doigt que le premier opérateur avait introduit par la plaie de l'épaule et qui appuyait sur la blessure même de l'artère, indiqua tout à la fois au second le siége précis de la plaie et le lieu ou devait être appliquée la ligature qui fut faite aussitôt et avec le plus prompt et le plus heureux succès.

En effet, malgré l'infiltration sanguine de l'aisselle, l'artère isolée des cordons nerveux du plexus brachial et de la veine axillaire, fut liée au-dessus et au-desous

[1] Journal de méd. vol. 40. Mars 1811.

de la blessure qui était située près de la tête de l'humérus. L'enfant recouvra l'usage du bras, à l'exception de celui des premières phalanges des trois derniers doigts, qui furent détruites par une gangrène sèche.

§. 19.

La possibilité de conserver le membre supérieur après la ligature de l'artère axillaire faite même au-dessus de l'origine de l'artère humérale profonde, c'est-à-dire entre l'anévrysme situé dans le haut de l'aisselle et la clavicule, a été démontrée par plusieurs autres observations analogues à celles que j'avais déjà rapportées.

Dans le mois d'octobre 1799[1], un soldat âgé de 25 ans fut grièvement blessé à la main par une balle de fusil qui causa au bout de cinq semaines la perte de trois doigts. Les plaies de chacun d'eux n'étaient pas encore cicatrisées quand, sans cause connue, le bras du même côté se gonfla et plusieurs abcès se formèrent autour du carpe. Leur ouverture n'arrêta pas les progrès du gonflement du membre. Les battemens du pouls devinrent insensibles, et pour comble de malheur, il se développa dans l'aisselle du même bras une tumeur circonscrite et pulsative. Peu de jours après, la peau qui recouvrait l'anévrysme s'amincit et s'ouvrit spontanément en donnant issue à un jet de sang très-fort, qui fut arrêté par la compression faite au-dessus de la clavicule. Dans ce cas pressant, *Keat*, auteur de l'observation, se détermina à lier l'artère sous-clavière dans le point le plus haut possible de l'aisselle, ou le plus près qu'il pourrait du bord inférieur

[1] Hondon médical review and magazine.

de la clavicule; c'est pourquoi il incisa les tégumens et le muscle pectoral en travers, rasant le bord inférieur de la clavicule et commençant l'incision à un pouce environ de son extrémité sternale, il la prolongea en bas et un peu obliquement jusqu'à la ligne qui sépare le pectoral du deltoïde, évitant ainsi le tronc de la veine céphalique. Il introduisit ensuite le doigt dans le fond de la plaie, toucha l'artère sous-clavière et fit passer autour d'elle un fil avec lequel il la lia; mais le sang qui sortit aussitôt lui fit reconnaître que la ligature avait été appliquée au-dessous de la blessure. Alors, sans agrandir l'incision, il passa une seconde ligature plus haut que la première et arrêta ainsi l'hémorragie. Peu de jours après, le gonflement du bras diminua, les ligatures tombèrent, et le malade guérit en conservant l'usage de son membre.

Dans un cas semblable au précédent, rapporté par *Camberlaine*[1], l'anévrysme axillaire survenu à la suite d'une blessure de l'artère, était du volume d'une orange. Après avoir fait, dit l'auteur, une incision le long du bord inférieur de la clavicule, distante d'un pouce de l'acromion et de deux pouces du sternum, j'en pratiquai une seconde perpendiculaire à la première et je détachai de la clavicule une portion des muscles pectoral et deltoïde. L'artère sous-clavière fut ainsi mise aussitôt à découvert et la ligature en fut faite, non sans quelque difficulté. Les incisions furent cicatrisées en un mois et le bras opéré resta seulement pendant quelque temps plus faible que l'autre.

En jetant un coup d'œil sur la table V. n° 48 de mon ouvrage, il est facile de voir combien il est plus

[1] Méd. chirurg. transact. vol. VI.

prompt de pratiquer pour cette opération une seule incision le long du bord inférieur de la clavicule, au lieu d'inciser encore perpendiculairement le muscle pectoral.

Le malade étant assis, l'épaule légèrement abaissée, un aide placé derrière lui le tient fixe dans cette situation. L'opérateur commence l'incision des tégumens à un pouce environ de l'extrémité sternale de la clavicule et la prolonge le long de son bord inférieur vers son extrémité acromiale jusqu'au sillon qui sépare le muscle pectoral du deltoïde. Il divise ensuite dans la même direction les fibres du premier de ces muscles qui s'attachent à la clavicule et les renverse un peu : il découvre ainsi le muscle *petit* pectoral qui, s'étendant de l'apophyse *coracoïde*, croise la direction de l'angle inférieur de l'incision. L'opérateur portant alors le doigt entre l'apophyse *coracoïde* et le bord inférieur de la clavicule, touche immédiatement l'artère sous-clavière qui est entourée par une anse nerveuse du plexus brachial ainsi que la veine du même nom; après avoir isolé l'artère de la veine et des cordons nerveux, il en fait la ligature en plaçant sur elle un petit cylindre de toile enduite de cérat.

§. 24.

Je n'ai pas hésité à admettre la possibilité de la cure de l'anévrysme de la carotide en liant cette artère entre le sac anévrysmal et le haut du sternum. Quelques années après, deux célèbres chirurgiens, *Abernethy* et *Cooper* ont pleinement confirmé mon opinion en pratiquant avec succès cette opération.

Le sujet de l'observation de *Cooper* fut un crocheteur âgé de 50 ans. Six mois avant l'opération, cet anévrysme de la carotide gauche était de la grosseur d'une noix et s'étendait depuis l'angle de la mâchoire inférieure jusqu'au cartilage thyroïde. Depuis cinq mois, le malade était tourmenté par des douleurs aiguës dans la tête et le côté correspondant au siége de la tumeur et par un sentiment pénible de pulsation dans le cerveau. La voix avait perdu de sa force et la difficulté qui existait dans la respiration paraissait due à la pression que l'anévrysme exerçait sur le larynx. L'appétit était diminué, le malade éprouvait quelquefois des nausées, mais sans vomir : souvent l'œil gauche était le siége d'une sensation incommode de froid, à laquelle succédait une chaleur intense. Chaque fois qu'il se baissait, il éprouvait de nouvelles douleurs plus violentes et pendant quelques instans sa vue était troublée. L'œil gauche sembloit plus petit que le droit. A l'époque de l'opération, l'anévrysme était de la grosseur d'un œuf de poule et s'étendait de dessous l'angle de la mâchoire inférieure à la division de la carotide *commune*. La ligature fut faite entre la tumeur et le haut du sternum. Aucun accident remarquable ne retarda la guérison, et trois mois après, le malade reprit son travail accoutumé. Huit mois plus tard, il jouissait d'une parfaite santé ; la tumeur était disparue, seulement les battemens des artères temporale et faciale du côté gauche étaient diminués de force.

Depuis cette observation il y en a eu d'autres analogues. On a tenté la ligature du tronc de la carotide pour la cure radicale d'un anévrysme situé dans la cavité orbitaire [1] ; mais comme je le dirai plus bas, l'issue de l'opération a été douteuse.

On la pratique de la manière suivante. Le ma-

[1] Trattato delle malattie degli occhi ediz. quinta, vol. II. capo. VI.

lade étant situé horizontalement, la tête retenue par un aide, le chirurgien fait le long du bord interne du muscle sterno-mastoïdien, une incision longue de deux pouces et quelques lignes et qui commence au-dessus du sternum. L'étendue de cette plaie est suffisante pour mettre à découvert les muscles sterno-hyoïdien et sterno-thyroïdien[1]. Tournant ensuite un peu le menton du malade du côté affecté, afin de mettre dans le relâchement le muscle sterno-mastoïdien de ce côté, on repousse doucement vers la trachée les muscles sterno-hyoïdien et sterno-thyroïdien et l'on découvre ainsi la grande veine jugulaire[2]. Sa grosseur, sa dilatation et son resserrement alternatifs, qui correspondent à l'inspiration et à l'expiration, pouvant retarder l'opération, le chirurgien la pousse légèrement du côté externe du cou, où il la fait maintenir avec le doigt d'un aide. Immédiatement au-dessous de cette veine on voit la carotide *commune* dont l'opérateur incise avec précaution, dans l'étendue de 2 ou 3 lignes, la gaîne celluleuse et après en avoir isolé le nerf *vague*, il passe autour d'elle la spatule flexible *fenêtrée*, portant un petit ruban. Après avoir serré l'artère sur un cylindre de toile enduite de cérat, il procède au pansement, comme dans les autres opérations de ce genre. La meilleure position à donner ensuite à l'opéré est celle où la tête est un peu penchée sur la poitrine, situation dans laquelle elle est maintenue par le bandage nommé *divisif*.

Les chances de succès ne sont et ne peuvent être les mêmes lorsqu'on pratique la ligature de la carotide *commune* pour un anévrysme situé au cou, ou

[1] Tavola. V. 98.

[2] Tabulæ nevrologica. tab. I. B. B. P.

pour celui qui se développe dans la cavité orbitaire; et, quoique la maladie existe dans les branches de la carotide, on a moins l'espérance de réussir dans le second que dans le premier cas. Il suffit en effet de réfléchir à l'anévrysme de la cavité orbitaire pour voir qu'il y existe une disposition analogue à celle qui rend inutile la méthode de *Hunter* dans le cas de blessure de l'une des artères de l'avant-bras ou de la jambe, près de la main ou du pied: circonstance dans laquelle le sang peut suivre un cours rétrograde au moyen des larges anastomoses de ces artères. En effet non-seulement les deux carotides communiquent aussi facilement entr'elles que les artères des membres indiqués, mais encore elles ont de plus des anastomoses avec les vertébrales, qui rendent nulle ou presque nulle la ligature de l'une d'elles pour la cure de l'anévrysme de leurs branches éloignées dont les communications sont fréquentes. Dans le cas que j'ai rapporté ailleurs [1], où l'opération avait réussi, il me semble, d'après des observations ultérieures, que les saignées abondantes faites au malade après la ligature ont beaucoup contribué à la guérison par l'affaiblissement de la circulation qui en est résulté, lequel a favorisé la formation de couches fibrineuses qui ont rempli le sac anévrysmal situé dans la cavité orbitaire. *Delrymple*, dans un anévrysme semblable, dont il m'a communiqué l'observation, n'a pas été aussi heureux; car quelques mois après l'opération, la tumeur offrit de nouveaux battemens.

[1] Trattato delle malattie degli occhi.

CHAPITRE XII.

§. 16.

L'observation suivante, rapportée par le docteur *Physik*[1], vient encore à l'appui de ce que j'ai dit dans ce chapitre relativement à la *varice anévrysmale.*

Un homme fut saigné à la veine basilique, et la petite plaie fut réunie ensuite sans aucune difficulté. Il resta seulement à l'endroit de la piqûre une *ecchymose* qui s'étendit jusqu'au coude, persista quelques jours et fut suivie d'une tumeur pulsative, dont le volume s'accrut peu à peu, en même temps que la veine basilique se dilata sensiblement. A la longue il parut une petite tumeur un peu au-dessus de celle déjà existante et dans laquelle on sentait, en appuyant le doigt dessus, le frémissement que produit le sang quand il passe d'une artère dans une veine par une blessure intermédiaire à l'une et à l'autre. En pressant cette tumeur, qui était évidemment un anévrysme, on reconnaissait l'ouverture de communication entre le sac et la veine basilique, ce qui mettait hors de doute la complication de cette maladie. D'après ces symptômes, il était facile de reconnaître que la première tumeur pulsative qui parut était formée par l'infiltration du sang artériel dans le tissu cellulaire, et que la seconde résultait du passage du sang artériel du sac dans la veine basilique. A une époque plus avancée de la maladie, deux ans après l'accident, la dilatation de la veine augmenta tellement que la rupture en devint imminente. En outre le bras était amaigri et la main

[1] Médical Muscum. vol. I. pag. 65

froide. Dans cette conjoncture, le docteur *Physik* se décida à pratiquer la ligature de l'artère brachiale au-dessus et au-dessous du sac anévrysmal, ce qu'il fit à l'instant même. Un quart d'heure après la ligature, les battemens du pouls reparurent; les plaies se guérirent en trois semaines et le malade recouvra l'usage de son bras.

En réfléchissant à toutes les circonstances de cette observation, je dois avertir ceux qui commencent à pratiquer les grandes opérations que, puisqu'il est démontré par des faits nombreux que l'anévrysme *circonscrit* du pli du bras se guérit radicalement par l'application d'une seule ligature au-dessus du sac anévrysmal, la seconde ligature qui fut faite dans ce cas au-dessous de la tumeur était une opération au moins inutile.

Dans le cours de cet ouvrage, nous sommes entrés dans des détails relatifs au procédé le plus prompt et le plus convenable pour mettre à découvert les principales artères des membres et du cou : il me reste donc, pour compléter ce sujet, à faire un exposé de ce mode opératoire pour les artères d'un ordre inférieur, telles que celles de l'avant-bras et de la jambe.

Artère radiale.

Pour découvrir l'artère radiale dans le tiers supérieur de l'avant-bras, on porte le doigt sur l'insertion du tendon du biceps, un peu au-dessous duquel on incise les tégumens dans l'étendue de deux pouces et demi, suivant la direction oblique que présente extérieurement le bord interne du muscle *long* supinateur; on divise ensuite l'aponévrose commune et l'on porte du côté externe du bras le bord interne du muscle *long* supinateur. On met aussitôt à découvert l'artère radiale, qui passe au-dessus du tendon du *rond* pronateur et descend entre ce tendon et le muscle *long* radial. *Voyez Camper. anat. démonst. Libr.* 1, *Tab.* 1, *fig.* 11.

Artère cubitale.

Pour découvrir l'artère cubitale dans le tiers supérieur de l'avant-bras, on s'assure d'abord avec le doigt qu'on appuie le long de la face interne du cubitus, de la situation et de la largeur du muscle cubital *interne*. On fait ensuite une incision de haut en bas, longue de deux pouces et demi, commençant à deux pouces au-dessous du condyle interne de l'humérus et suivant le trajet du bord interne du muscle cubital. On fend immédiatement l'aponévrose sous-jacente et éloignant un peu le muscle radial *interne* du cubital interne, on continue l'incision entre ce dernier muscle et le palmaire. En portant alors l'extrémité du doigt dans le fond de la plaie, on touche l'artère cubitale. *Voyez Camper. Loc. Cit.*

Rien n'est plus facile que de découvrir ces deux artères dans le tiers inférieur de l'avant-bras ou près du carpe, où elles sont presque superficielles.

Artère tibiale antérieure.

Pour mettre à découvert l'artère tibiale *antérieure* un peu au-dessus du milieu de la jambe, on reconnaît d'abord la largeur du muscle tibial *antérieur* en appliquant le doigt sur le côté externe de la crête du tibia. On incise à la fois les tégumens et l'aponévrose commune dans l'étendue de deux pouces et demi le long du bord externe de ce muscle : on sépare ensuite avec le bistouri le bord externe du muscle indiqué, du muscle *long* extenseur du gros orteil. C'est entre ces deux muscles, à un pouce de profondeur environ, qu'on trouve l'artère tibiale antérieure. *Haller. icon. anat. fasc. V. Tab. IV.*

Il est facile de découvrir cette artère près du tarse, à l'endroit où elle passe entre le tendon du muscle tibial antérieur [1] et celui de l'extenseur commun des orteils. *Haller. loc. cit.*

Artère tibiale postérieure.

Il n'est pas moins aisé de découvrir l'artère tibiale postérieure derrière la malléole interne. On pratique entre cette malléole et le tendon d'Achille une incision longue de deux pouces qui pénètre jusqu'à la face postérieure de la tubérosité du tibia. A cette profondeur, on trouve les tendons des muscles tibial *postérieur* et fléchisseur *commun* des orteils qui y passent dans une espèce de sillon et l'artère *tibiale postérieure*, qui accompagne ces deux tendons, descend avec eux sous la plante du pied en se rapprochant du talon.

C'est au contraire une opération laborieuse et difficile que de mettre à découvert cette même artère au milieu ou dans le tiers supérieur de la jambe, en raison de la grande profondeur où elle se trouve. Les difficultés sont encore augmentées par les contractions spasmodiques très-fortes des muscles gastrocnémiens et soléaire. Dans tous les cas, si l'on est obligé, à la suite d'une blessure dans cette partie, de lier l'artère

[1] Il existe ici dans le texte italien l'erreur indiquée déjà plus haut. C'est entre le tendon du muscle extenseur propre du gros orteil et celui de l'extenseur commun que passe l'artère tibiale antérieure. (*Note du Traducteur*)

au-dessus et au-dessous du point lésé, on y procède de la manière suivante. Le long du bord interne du tibia on fait une incision de trois ou quatre pouces, et l'on détache en même temps les fibres du muscle soléaire qui s'y insèrent et qu'on renverse un peu. On découvre au-dessous la cloison aponévrotique qui sépare les muscles de la jambe en deux couches, l'une superficielle et l'autre profonde. Après l'avoir incisée on peut voir et toucher l'artère tibiale *postérieure*, étendue sur les muscles tibial *postérieur* et fléchisseur commun des orteils. *Haller, loco cit. Tab. V*.

FIN.

www.ingramcontent.com/pod-product-compliance
Ingram Content Group UK Ltd.
Pitfield, Milton Keynes, MK11 3LW, UK
UKHW020407220726
13923UKWH00004B/1797

9 782019 637422